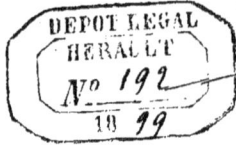

Docteur Antony CHASSY

CONTRIBUTION A L'ÉTUDE

DE LA

)LE HYDATIFORME

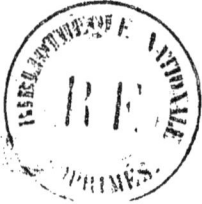

MONTPELLIER

GUSTAVE FIRMIN ET MONTANE

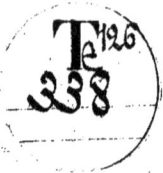

# CONTRIBUTION A L'ÉTUDE

### DE LA

# MOLE HYDATIFORME

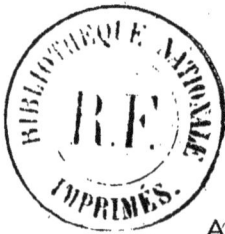

PAR

## Antony CHASSY

DOCTEUR EN MÉDECINE

Ex-interne à l'Hôtel-Dieu d'Arles-sur-Rhône

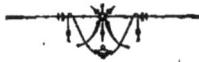

## MONTPELLIER

IMPRIMERIE Gustave FIRMIN et MONTANE
(Rue Ferdinand-Fabre et Quai du Verdanson)

—

MDCCCXCIX

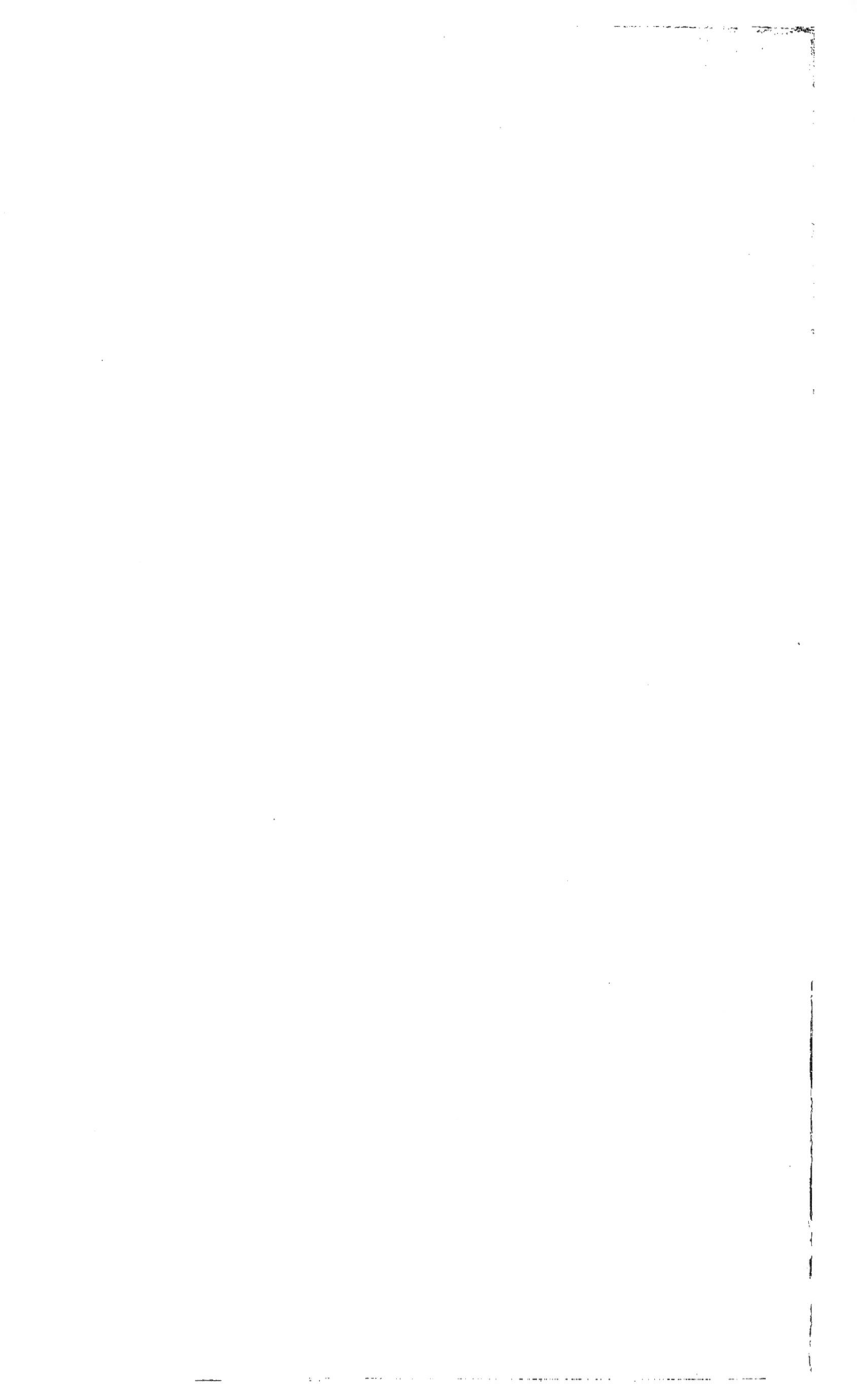

A MON PÈRE ET A MA MÈRE

*Hommage filial et dévoué.*

A MA TANTE VÉNÉRÉE

A MON FRÈRE JOSEPH ET A SA FAMILLE

A. CHASSY.

A MON CHER FRÈRE

LE DOCTEUR ALPHONSE CHASSY

A MA SOEUR BIEN-AIMÉE

A TOUS MES PARENTS

A MES AMIS

A. CHASSY.

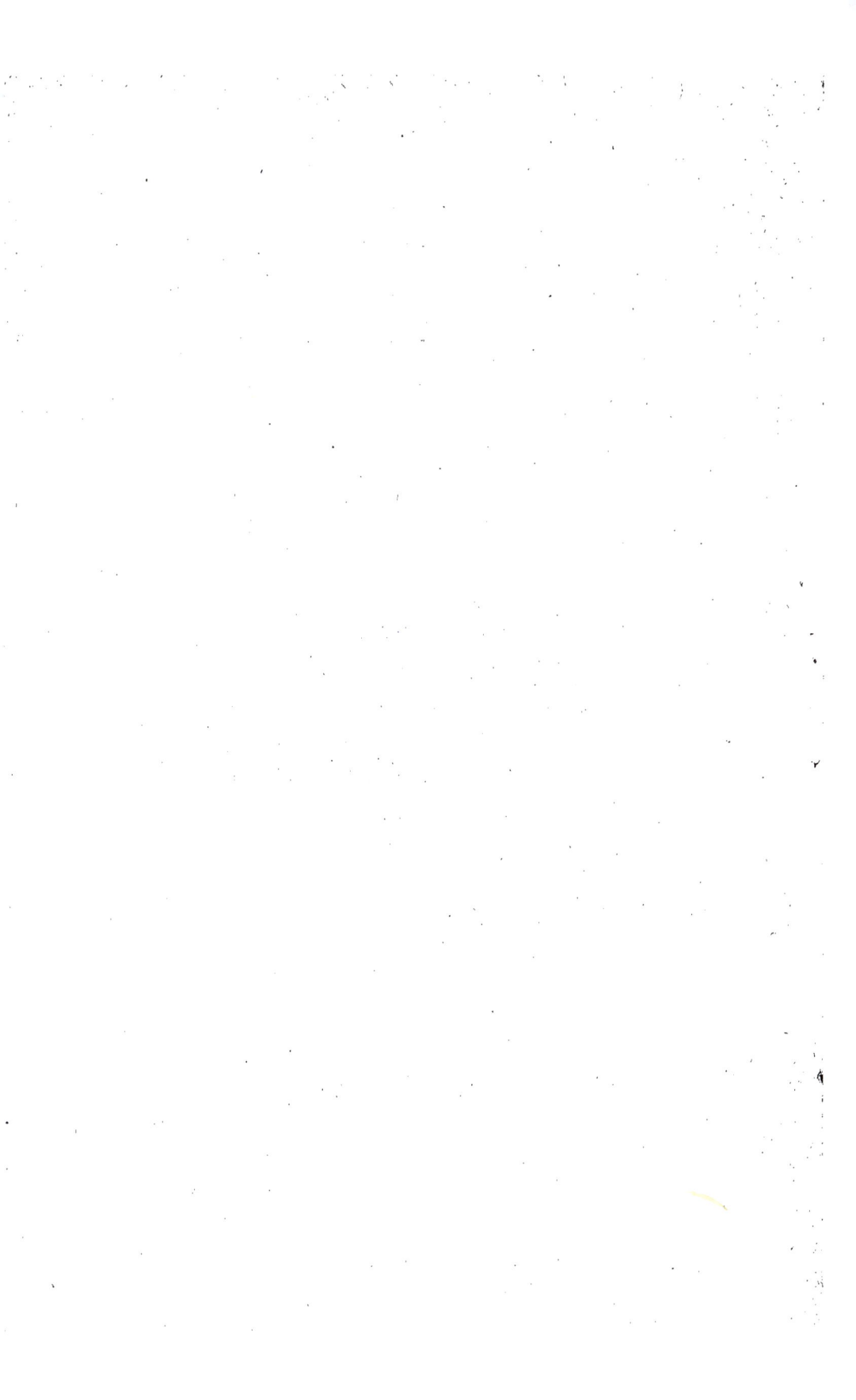

# AVANT-PROPOS

Entreprenant le travail qui doit marquer la fin de nos études médicales et en être le couronnement à la Faculté de Montpellier, il nous est agréable de revenir en arrière pour adresser à tous nos vénérés Maîtres, dont les sympathies ne nous ont pas manqué, le témoignage de notre estime et de notre reconnaissance.

M. le professeur Gilis a acquis près de nous trop de titres à notre gratitude pour que nous n'ayons hâte de le témoigner ici, et que nous ne le priions d'en agréer nos remerciements.

Nous nous sommes aussi endetté lourdement envers M. le professeur Estor, qui nous a initié à la pratique de l'aseptie en chirurgie. Nous lui avons déjà donné un témoignage de notre confiance ; qu'il veuille bien nous permettre d'adresser, à nouveau, nos hommages reconnaissants à sa bienveillante sollicitude.

Nous prions M. le professeur-agrégé Vallois de vouloir bien recevoir ici l'expression de notre vive et sincère reconnaissance, de notre respectueux dévouement. Nous sommes heureux aussi de rendre hommage à la sévère didactique de son enseignement.

A nos anciens chefs, nous adressons aussi nos remerciements pour la bienveillance dont ils ont fait preuve à notre égard, et pour les nombreux conseils dont ils ont bien voulu enrichir notre faible expérience pendant les trente mois que nous avons passés dans leur service, occupant les fonctions de chirurgien interne à l'Hôtel-Dieu d'Arles-sur-Rhône.

C'est dans cet hôpital que nous avons observé l'évolution d'une grossesse molaire, qui a été pour nous le point de départ de notre thèse, et dont nous avons inscrit l'histoire à la première page de ce travail.

# CONTRIBUTION A L'ÉTUDE

DE LA

# MOLE HYDATIFORME

## CHAPITRE PREMIER

### OBSERVATION PREMIÈRE

(Personnelle) (1)

Le 13 novembre 1897, entrait à l'Hôtel-Dieu d'Arles-sur-Rhône la femme Marie-Anna B..., âgée de 39 ans, ménagère, mariée depuis 14 ans à Antoine B..., née à Saint-Pierre-Salette (Haute-Loire), et demeurant à Arles.

Elle accusait des hémorragies par le vagin depuis trois semaines. Ces hémorragies présentaient une certaine régularité dans leur fréquence : elles se produisaient lorsque la femme était allée laver du linge, environ deux fois par semaine. Jamais très abondantes, elles ne furent jamais marquées par l'émission de caillots, et leur durée ne dépassait guère une dizaine d'heures, la femme continuant d'ailleurs à vaquer aux occupations du ménage.

---

(1) *Nouveau Montpellier-Médical,* n° 35, 27 août 1899.

Marie-Anna B... ne se souvient pas avoir été jamais malade. Depuis son mariage, elle a eu six grossesses de durée normale, qu'elle termina par les accouchements de quatre garçons et deux filles (2° et 3° enfants). Il est à noter que le premier enfant a seul survécu et vit encore. Les autres moururent un jour, un jour et demi après leur naissance ; aucun ne fut mort-né.

Après chaque accouchement, la mère gardait le lit un jour ou deux ; puis reprenait insensiblement ses travaux. Dans l'intervalle de ses grossesses, elle n'a rien remarqué d'anormal, sauf quelques pertes en blanc à l'approche de ses menstrues. Vigoureuse femme, elle est, d'ailleurs, très active.

Le mari, âgé de 43 ans, vient de la Haute-Loire. Il est bien portant et n'a jamais été malade.

Des deux côtés, pas de spécificité.

Les dernières règles de la malade datent des premiers jours de septembre. Elles ne se distinguèrent en rien des précédentes, quant à leur abondance ni leur durée (4 jours).

Depuis, elle ne souffrit pas, et conserva son bon appétit jusqu'aux trois dernières semaines qui précédèrent son entrée à l'hôpital.

Actuellement, elle se présente comme une femme vieillie avant l'âge, le visage creusé de rides profondes, les chairs molles, mais elle n'offre pas de lésions organiques.

En pratiquant le palper abdominal, on constate au-dessus du pubis, jusqu'à trois travers de doigts, une tuméfaction mate à la percussion, oblique à gauche et qui paraît occuper l'excavation.

A l'auscultation, on perçoit un souffle sourd, voilé, mais aucun battement fœtal.

Au toucher, le doigt constate un col volumineux, large, non hypertrophié dans sa longueur, sauf par sa lèvre postérieure, qui est aussi ramollie. L'orifice externe du col est prolongé transversalement par une déchirure s'étendant jusque dans le cul-de-sac droit. Le cul-de-sac gauche est effacé, rempli par une tumeur volumineuse, arrondie régulièrement et appartenant à l'utérus.

Dès son entrée à l'hôpital, pendant quatre jours, la malade garde le repos au lit. Son peu d'appétit ne lui fait prendre que peu de nourriture (bouillon, lait, un peu de viande). Il lui est fait, chaque matin, une injection vaginale chaude et antiseptique.

La température vespérale n'est jamais allée au-dessus de 37º4.

Dès le 18 novembre, elle paraît mieux, et commence à se lever dans la journée. Des hémorragies peu abondantes se font dans la nuit.

Dans la nuit du 28-29, pendant le sommeil, une hémorragie abondante se déclare ; en même temps, est expulsée une petite masse informe, sanguinolente, d'aspect fibrineux, et de la grosseur d'une amande. Une injection très chaude calme la malade et arrête l'hémorragie.

La journée suivante est marquée par un peu de lassitude. La malade prend 1 gr. 20 d'ergotine en potion. Le 30, elle en prend 2 grammes.

Le 1er décembre, à 6 heures du matin, elle se plaint de violentes douleurs aux reins et au bas-ventre, bientôt suivies d'une abondante hémorragie. A notre arrivée, nous lui trouvons le visage blême, le nez pincé, l'air anxieux. Le pouls, régulier, est dépressible, filant. La température est à 37º4. La malade est couchée ; entre ses jambes, un énorme caillot.

Le palper constate un effacement de la tumeur sous le pubis. Pratiquant le toucher, nous trouvons le vagin comblé. Nous en retirons avec les doigts environ 200 grammes de caillots sanguins, auxquels se trouvaient mêlées des vésicules analogues à des œufs de batraciens, mais jaunâtres et de volume variable (de la taille d'un pois à celle d'une tête d'épingle). Le col est béant, mais non effacé. L'indicateur perçoit la cavité utérine bondée de vésicules analogues à celles recueillies dans le vagin.

Avec les deux indicateurs, nous pratiquons la dilatation forcée du col utérin, jusqu'à ce que deux doigts de la main introduits dans la cavité utérine en puissent faire le déblaiement. Nous avons obtenu, par ce curettage digital, une sorte de membrane paraissant remplir le rôle de poche, mais incomplète, en outre, 3-4 masses, d'une consistance molle, lisses sur une face, cruentées et irrégulières sur l'autre. A l'une de ces masses se trouvaient appendues des vésicules reliées entre elles comme par des fils. Ces vésicules, de volumes divers, renfermaient un liquide jaune-paille transparent. Avec la dernière masse sanglante retirée de l'utérus, était venue une membrane d'enveloppe analogue à celle retirée au début de notre intervention et paraissant se compléter par elle.

La cavité utérine sous le doigt paraissait plissée transversalement ; sa vacuité ayant été constatée, nous avons fait une injection intra-utérine chaude et antiseptique de 3 litres.

A 10 heures du matin, l'utérus était contracté, le col bâillant avec son bord postérieur fongueux. Il n'y avait eu qu'une perte sanguine insignifiante. Mais le facies de la malade est pâle et grippé ; son pouls filant. Nous pratiquons à la cuisse une injection de 300 cc. de sérum chirurgical. La malade dormit ensuite, environ deux heures.

A 2 heures de l'après-midi, le pouls est lent et dépressible. Une injection de 300 cc. de Hayem est douloureuse. Il est donné une injection vaginale chaude et antiseptique.

A 5 heures du soir, température axillaire = 36°5. — A 7 heures, température = 37°2. Il y a des sueurs abondantes. Notées, au point où fut pratiquée l'injection de Hayem, une légère ecchymose et de la douleur à la palpation.

La malade a soif; son sommeil est léger, et elle demeure inquiète jusqu'au lendemain.

Les deux jours suivants, la malade est toujours faible, paraissant exsangue.

Le pouls devient moins fréquent; il s'était élevé, le soir de l'intervention, à 115 p. La température s'élève, au contraire, et se maintient entre 36°7 et 38°2.

Trois fois par jour, on fit des lavages vaginaux antiseptiques de 3 litres et une irrigation intra-utérine de 6 litres, contenant 30 grammes d'acide phénique. Des lochies pâles, mais sans fétidité, s'écoulaient dans l'intervalle sur le coton appliqué à la vulve.

Une alimentation, d'abord constituée par du lait, du jus de viande, des œufs, fut donnée plus abondante dès le troisième jour, en même temps que réapparut l'appétit.

Le 7 décembre, la température vespérale est à 37°3. Les lochies sont faibles et non sanguinolentes. Deux jours après, la malade peut rester levée pendant 20 minutes.

Dès lors, son état va s'améliorant; et, le 23 décembre, tout à fait remise, elle quitte l'hôpital. Son col utérin, fermé, conservait la lèvre postérieure mollasse et fongueuse. Le corps de l'utérus restait gros.

Nous avons pu retrouver notre malade le 20 décembre 1898, et le 4 novembre 1899.

Elle s'était bien portée jusqu'en mars 1898, ayant ses règles à la fin de chaque mois. En avril, mai, juin, elle n'eut pas ses règles. Dans le même temps apparurent les premiers signes d'une nouvelle grossesse.

Les premiers jours de juillet, survint une hémorragie très abondante, et la sage-femme qui fut appelée dut favoriser l'expulsion d'un embryon de trois mois bien conformé. Nous tenons de cette praticienne que le placenta, plus volumineux qu'il n'eût dû l'être, présentait cette anomalie de posséder une volumineuse masse de vésicules — semblables à des œufs de grenouille — et rattachées les unes à la suite des autres, comme les grains d'un chapelet, mais de tailles inégales.

Les suites de cette fausse couche n'eurent d'ailleurs rien de particulier. Et, le 20 décembre 1898, la femme dit se bien porter.

Observant le produit de l'avortement du 1er décembre 1897, nous avons retrouvé les débris d'un placenta très faible, présentant des lambeaux noirs mais sans odeur. A chacun de ces lambeaux (4) étaient fixées par des pédicules très fins et transparents des vésicules groupées en séries comme les grains d'un chapelet. Dans une même série se trouvaient des vésicules variables dans leur grosseur et dans leur arrangement irrégulier.

Au laboratoire d'histologie, où nous envoyâmes des échantillons de ces pièces, on ne put malheureusement pas, en raison du mauvais état dans lequel le tout arriva, se livrer à la moindre étude.

Le 4 novembre 1899, nous pûmes retrouver notre intéressante malade. Elle nous avoua que, depuis son dernier avortement de l'été 1898, elle n'avait eu aucune relation avec son mari ; qu'elle s'était très bien portée depuis cette époque. Mais en mars 1899, elle reprit ses relations interrompues. Ses dernières règles se montrèrent au milieu de mai. Depuis, aucun malaise, aucun vomissement (elle n'en a eu à aucune de ses grossesses). Pas d'albumine dans ses urines. Pas d'hémorragie. Elle se plaint de ce que son ventre est en pointe, et elle dit que l'enfant, s'il n'y en a qu'un, remue sans cesse.

Examen. — Nous n'avons fait que le palper — Nombreuses vergetures, ventre étalé, peau flasque non tendue ; ombilic effacé. Sommet utérin à 3 travers de doigt au dessus de l'ombilic. La palpation est facile sur ce ventre dépressible. Fœtus unique, très mobile, très actif, petit. Il est couché transversalement, la tête à gauche.—Cœur : maximum à 3 travers de doigt au dessus du pubis, très légèrement sur la gauche de la ligne médiane.

Nous avons été heureux de la gracieuseté que nous a faite M. le docteur Eynard en nous permettant d'inscrire, dans notre thèse, l'observation qui suit. Nous plaçons aussi cette observation en tête de notre travail, la rapprochant de la présente, en raison même des dissemblances frappantes qui marquent le dénouement de chacune d'elles. Le lecteur en déduira lui-même combien est incertain et variable le pronostic à porter en présence d'une grossesse reconnue molaire ; et, aussi, la part à réserver au traitement.

### Observation II (1)

#### (Inédite)

Due à l'aimable obligeance de M. le docteur Eynard, chef de clinique
à la Maternité de Marseille.

#### Môle hydatiforme

Le 3 décembre 1898, entrait à la Maternité de Marseille, dans le service de M. le professeur Queirel, la nommé Louise B..., ménagère, âgée de 24 ans.

Cette femme fait remonter le début de sa grossesse à la fin de mai, date de ses dernières règles : c'est une primipare. Elle a eu des vomissements depuis le mois de juin, mais sans caractère de gravité.

---

(1) Il a été donné communication de cette observation, et l'on a présenté les pièces au Comité médical des Bouches-du-Rhône, dans sa séance du 20 juin 1899.

Pendant les 4 derniers mois, elle a eu des pertes sanguinolentes, venant très irrégulièrement, et peu abondantes. Ces
hémorragies ne duraient jamais plus de 2 à 3 jours, et se mon-
traient 2 ou 3 fois par mois.

A son entrée à l'hôpital, un liquide sanguinolent s'écoule
des organes génitaux. Les seins sont bien faits, peu colorés ;
à la pression, on fait sourdre du colostrum. Elle n'a ni œdème,
ni varices. Pas d'albumine. Le ventre est peu développé en
rapport à l'âge de la grossesse ; les parois abdominales sont
tendues et l'on ne sent nulle part quelque partie fœtale. L'utérus est dévié à droite et remonte à un travers de doigt au-dessus
de l'ombilic.

L'auscultation permet d'entendre un souffle maternel, mais
pas de battements fœtaux. Au toucher, on n'a pas non plus la
sensation fœtale.

A 6 heures de l'après-midi, après quelques contractions
suivies, elle expulsa en bloc une masse rougeâtre, assez volumineuse : c'était une môle hydatiforme.

Pendant 30 minutes environ, on retira de la cavité utérine
des paquets de môle et de nombreux caillots.

Cette môle, débarrassée des caillots qui l'entouraient, pèse
500 grammes : elle présente une forme des plus irrégulières,
n'a point de poche, ni d'embryon ; la caduque n'enveloppe
pas entièrement la masse vésiculaire : les vésicules varient,
comme grosseur, depuis un grain de millet jusqu'à la taille
d'une noix ; leur forme est variable : ovoïde, sphérique ou pyriforme.

Le liquide renfermé dans les vésicules est légèrement teinté
en rose, et contient surtout de l'albumine et de la mucine. C'est
la môle non embryonnée décrite dans tous les traités classiques
d'accouchement.

Les suites de cet accouchement furent bonnes, malgré une légère élévation de la température du 6 au 13 décembre.

Mais cette femme voulut sortir de l'hôpital, malgré l'avis contraire qu'on lui donnait. On vint la chercher le 17 décembre, au matin. Elle se leva vers 10 heures, et, comme elle se dirigeait vers la porte de sortie, elle poussa un cri et tomba. La mort avait été instantanée.

A l'autopsie, faite le 18 au matin, on trouva dans le cœur droit une embolie, cause évidente de la mort subite. Ce caillot, situé dans le ventricule droit, avait une forme cylindro-conique et présentait une longueur de 5 centimètres (diamètre à la partie inférieure = 15 m/m, et à la partie supérieure = 25 m/m). Il était rouge foncé, coloré à peu près uniformément, résistant à la coupe, et un peu plus clair au centre qu'à la périphérie. Son poids était de 4 gr. 50.

Dans l'oreillette du même côté, faisant suite au caillot ventriculaire, existait un autre caillot aplati, mais qui n'avait pu franchir la valvule tricuspide. Cette membrane cruorique affecte une forme irrégulière de 3 m/m d'épaisseur et pèse 4 gr. 25. Ce qui donne un caillot total de 8 gr. 75.

Le cœur gauche était vide ; les artères coronaires, perméables.

Mais c'est surtout l'utérus qui nous a paru intéressant.

A l'aspect extérieur, rien d'anormal, si ce n'est son augmentation de volume. Rappelons que quinze jours à peine s'étaient écoulés depuis l'accouchement. Son poids était de 150 grammes.

En pratiquant une coupe longitudinale, depuis le bord gauche jusqu'au bord droit, on divise l'organe en deux parties égales, dont l'une représente toute la partie antérieure, et, l'autre, la partie postérieure.

Sur la partie latérale gauche, le cœur ne présente rien de particulier.

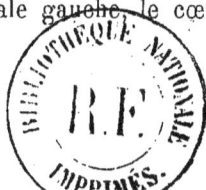

2

La longueur de la cavité utérine (col et corps compris) mesure 10 cent. = 3 cent. pour la cavité du col, et 7 cent. pour celle du corps. Dans la partie la plus large, les mesures sont de 25 millimètres.

Sur la paroi postérieure et le segment supérieur, se trouve le plan d'insertion de la môle vésiculaire expulsée. A ce niveau, la cavité utérine présente une surface irrégulière, crevassée, d'aspect trabéculeux sur une longueur de 4 cent. environ, c'est-à-dire un peu plus de la moitié de la cavité du corps.

Sur la partie latérale droite et au tiers inférieur du corps, dans le tissu utérin lui-même, existe un noyau de forme irrégulièrement ovoïde de 2 cent. de largeur, sur 1 cent. de hauteur, et 15 millim. d'épaisseur. Ce noyau, crevassé, de coloration gris-noirâtre, tranche nettement avec la partie saine du muscle et se rattache à la partie inférieure de l'insertion de la môle. Cette partie dégénérée de l'utérus était le point de départ d'un déciduome malin (1).

_____

(1) M. le docteur Eynard poursuit actuellement ses recherches histologiques sur les pièces si intéressantes de cette observation. Malheureusement pour nous, cette étude, actuellement incomplète, ne peut figurer ici, où cependant elle viendrait tout naturellement enrichir une statistique sur les relations étroites unissant la môle à l'épithélioma ecto-placentaire de Durante.

# CHAPITRE II

En possession de ces deux observations, nous avons été porté à étudier la môle, d'une façon plus détaillée, dirai-je, que ne nous le permettaient nos auteurs classiques. D'autant plus que dans les conclusions qui avaient suivi notre observation, lorsqu'elle fut publiée par le *Nouveau Montpellier-Médical*, nous avions émis l'idée que cette môle paraissait reconnaître comme cause l'état pathologique antérieur de l'utérus : l'endométrite. En cela, nous avons heurté une opinion communément reçue. Et c'est pour notre instruction personnelle que nous avons entrepris ce travail.

Dans notre thèse, — laissant de côté ce qui a rapport à la symptomatologie et au diagnostic, car, sur ces sujets, il semble facile de se faire une religion ; — négligeant également ce qui touche au traitement, bien que, là-dessus, il reste encore beaucoup à dire, — nous nous sommes attaché à éclairer la pathogénie de la môle hydatiforme.

En raison même de la nature de notre sujet, nous avons été obligé d'aborder le côté histologique de la question.

Nous n'avons pas la prétention de faire ici de l'originalité, ni d'apporter à l'étude de la môle des notions plus parfaites, ou seulement des idées personnelles, nous nous sommes borné à colliger en ce travail les théories, les idées de personnes plus autorisées et dont l'appréciation en la matière est d'une compétence indubitable. Ces idées, ces théories nous les présentons dans la suite de ce travail, sous le couvert de leurs auteurs et suivant l'ordre chronologique de leur apparition.

Cependant, la môle étant caractérisée par des lésions qui portent sur les villosités choriales, nous croyons utile de mettre en avant l'exposé de la structure d'une villosité normale.

Nous en empruntons la description sommaire à Durante :

VILLOSITÉS NORMALES. — « 1° Au centre sont disposés les capillaires fœtaux, entourés d'un stroma identique à la gélatine de Warton, composé de cellules myxomateuses étoilées, plongées dans une substance interstitielle muqueuse.

» 2° La périphérie de la villosité est revêtue par deux couches d'éléments morphologiquement dissemblables :

» a) Le revêtement le plus externe, en rapport immédiat avec les lacs sanguins où circule le sang maternel, est formé d'une bordure protoplasmique sans délimitations cellulaires contenant des noyaux très nombreux et très irrégulièrement disséminés. Ceux-ci, ovoïdes ou en forme de bâtonnets, sont chargés de chromatine et se colorent fortement par les réactifs histologiques. Ce protoplasma, dont l'abondance semble varier beaucoup suivant l'âge du placenta, et surtout suivant les différents états pathologiques, ne tapisse pas également les villosités : il présente, au contraire, des épaississements, des renflements disposés parfois sous forme d'amas séparés les uns des autres, regardés par beaucoup comme une bordure incomplète de cellules géantes spéciales. Mais, ces soi-disant cellules géantes, dépourvues de membrane d'enveloppe, peuvent fusionner les unes avec les autres par des ponts de protoplama, soit le long d'une villosité, soit même, ce qui est plus rare et se montre surtout dans des points malades, d'une villosité à une villosité contiguë. Il est, dans ce cas, impossible, au milieu du bloc protoplasmique ainsi constitué et parfois très étendu, de découvrir aucune démarcation cellulaire. Ces caractères seraient déjà suffisants pour nous engager à considérer cette couche, appelée syncitium, non pas comme formée de cellules indépendantes, mais comme un revêtement plasmodial inégalement réparti. Mais cette manière de voir est, en outre, pleinement confirmée par l'étude des premières phases du développement et de l'accroissement du placenta, ainsi que nous le verrons plus loin.

*b)* Enfin, outre le stroma muqueux et le syncitium, existe une rangée de cellules cubiques ou aplaties, à protoplasma clair, chargé de glycogène et à noyau généralement unique, arrondi ou ovoïde. Ces cellules, qui tapissent assez régulièrement les villosités au-dessous du revêtement syncitial, portent le nom de *couche cellulaire de Langhans.* Très nettes dans les placentas en cours d'évolution, elles s'aplatissent vers la fin de la grossesse, et sont souvent difficilement mises en évidence dans les placentas à terme. »

Au point de vue de l'évolution de la môle, il était d'une haute importance de déterminer l'origine embryologique du syncitium. Longtemps, la plupart des auteurs avaient admis que le revêtement syncitial était d'origine maternelle. Turner et Freund y voyaient l'endothélium des sinus maternels ; Marchand, Gottschald, Résinelli, reconnaissaient l'épithélium modifié de la muqueuse ou des glandes de l'utérus.

Cependant, grâce aux recherches concluantes de M. le professeur Mathias Duval (1), on admet, au contraire, que le syncitium représenterait l'aboutissant du travail corrodant de l'ectoderme au contact des vaisseaux maternels.

------

(1) Mathias Duval. — *Journal de l'Anatomie et de la Physiologie,* 1888-1896.

Cette origine ectodermique fœtal du syncitium, mise en évidence par les recherches de M. Mathias Duval, a été depuis vérifiée par les travaux les plus récents. Apfelstedt, Aschoff (1) et Fraenkel (2) se sont ralliés à cette opinion. Franqué, dans ses *Recherches sur l'épithélium de l'utérus et sur celui du chorion*, conclut aussi à l'origine fœtale et non maternelle de la couche externe de revêtement des villosités (syncitium).

Quant aux cellules de Langhans, les auteurs sont moins affirmatifs sur la question de savoir si elles dérivent de l'ectoderme ou du mésoderme.

Peut-être les cellules de Langhans représentent-elles la couche la plus profonde de l'ectoplacenta, qui, on le sait, conserve longtemps ses délimitations cellulaires, tandis que les couches non en contact avec le mésoderme (les plus superficielles) se transforment bientôt en plasmodes. Kossmann et Resinelli ont signalé, en effet, des formes de passage entre les masses syncitiales et les cellules de Langhans, dans des tumeurs placentaires. Pick (3), dans son travail, *Trois cas de tumeur épithéliale de l'épithélium chorial*, signale également le même fait.

---

(1) Apfelstedt et Aschoff. — Ueber bösartig Tumoren Chorionzellen (*Archiv. f. Gyn.* 1896).

(2) Fraenkel. — (*Archiv. f. gyn.* 1898, Bd. 55, Heft. 2, p. 269.)

(3) Pick. — Thèse de Breslau, 1897.

# CHAPITRE III

### DÉGÉNÉRESCENCE MOLAIRE DES VILLOSITÉS

Après cet exposé succinct de la structure de la villosité choriale normale, nous aborderons la série des théories, plus ou moins récentes, tendant à expliquer la pathogénie de cette tumeur du placenta qui est la môle hydatiforme.

Nous passerons sous silence les hypothèses plus ou moins invraisemblables mises en avant pour expliquer cette pathogénie.

Velpeau (1), le premier, démontra que les soi-disant hydatides de Percy ressemblaient à des éponges imbibées de liquide; Gierse et H. Meckel (2) démontrèrent avec plus de précision qu'il existe une hypertrophie des villosités avec œdème ; ils regardaient ce dernier comme secondaire et le comparaient à l'œdème vésiculeux ordinaire de l'anasarque.

Une date importante dans l'historique de la môle est celle marquée par les recherches de Virchow (3).

---

(1) Velpeau.— *Revue médicale,* 1827, sept., p. 508.— Embryologie et ovologie de l'homme, 1834, p. 18.

(2) Gierse et H. Meckel. — Dans les *Berliner geburesthülft. Verhandlungen,* 1847, t. II, p. 133.

(3) Virchow. — Pathologie des tumeurs (Trad. P. Aronssohn), 1867, t. I, p. 407.

## VIRCHOW

Cet anatomo-pathologiste allemand démontra, le premier, que « les villosités normales, aussi bien que les villosités hypertrophiées de la môle hydatique, consistent en un prolongement du même tissu muqueux qui forme la gelée du cordon ombilical ». Considérant que « les villosités ne sont formées que de deux parties essentielles, un revêtement épithélial (exochorion) et un substratum, un corps de tissu muqueux (endochorion), qui, non vascularisé d'abord, renferme plus tard des vaisseaux (1) ». Virchow admet que « dans cette dernière partie seule et non dans l'épithélium, se passe la transformation particulière qui conduit à la production de la môle ».

L'œuf entier étant primitivement garni de villosités, s'il se développe dans les premiers mois de la grossesse un état pathologique, ou bien toutes les villosités entreront en prolifération et deviendront hyperplasiques, ou bien un rameau quelconque des villosités situé en dehors du placenta deviendra hydatique (2), ou bien encore la maladie se limitera à la place occupée par le placenta, ne frappera même, dans l'étendue de celui-ci, qu'un ou quelques cotylédons.

« En tous cas, l'affection débute sous forme irritative, par une multiplication de noyaux et de cellules *(physaliphores)* (3). La marche du travail répond à ce que l'on a décrit en d'autres endroits comme métamorphose muqueuse de cellules, et je ne

---

(1) Würsburger Verhandt, 1853, t. IV, p. 375. Gesanmelte Abhandl., p. 784.
(2) Michael, dans Beale's Archives of medcine, vol. I, p. 320, pl. xxx, fig. 4.
(3) Path. cellul. p. 338, fig. 125.

veux point nier que quelques cellules ne disparaissent de cette manière·et ne puissent également se dissoudre en mucus. » Ces cellules disparaissent par métamorphose graisseuse, ou bien persistent, et il se fait une accumulation de mucus dans la substance intercellulaire. De là il résulte une simple hyperplasie, ou une masse cystique, relativement liquide. « Il en résulte ordinairement un myxome multiple. ».

D'ordinaire, les vaisseaux manquent, au moins dans les œufs provenant des premiers mois de la grossesse. Toutefois, ceux-ci existent généralement lorsque la maladie se développe à une époque tardive de la grossesse.

« L'affection étant dans son ensemble de nature irritative, il faut en chercher le point de départ dans une irritation transmise de l'une des faces utérines ou directement du sang de la mère.

» S'il existe une endométrite plus ou moins étendue, le développement des vaisseaux de la mère peut alors prendre, de bonne heure, une extension extraordinaire et la surface entière de l'œuf se trouver poussée, par une incitation plus forte, vers l'accroissement, tandis que ce mouvement de croissance n'occupe d'ordinaire que les endroits devant plus tard correspondre au placenta et que l'on appelle *decidua serotina*. Si l'accroissement des villosités est très considérable à une époque où l'embryon est encore très petit, si chacune d'elles donne lieu à une véritable tumeur, celle-ci acquerra aussi le caractère indépendant, parasitique, qui distingue toute formation de tumeur. Non seulement les villosités enlèveront à l'embryon les matériaux de nutrition qu'elles devaient normalement lui transmettre et qu'elles consomment maintenant en elles-mêmes, mais elles peuvent encore continuer à exister comme parties vivantes, après que l'embryon lui-même est détruit. »

« Ce caractère de la tumeur devient encore plus frappant

dans le cas où les villosités se développent en de grosses tubérosités plus dures. Les débuts de cet état, que l'on désigne ordinairement comme une simple hypertrophie des villosités, ne sont pas rares dans l'œuf expulsé par avortement, et ils ont toujours eu pour moi ceci de particulièrement caractéristique, que je trouvais, dans ces cas, l'épaississement inflammatoire le plus nettement accusé de la caduque (*endometritis decidua*) (1).... On ne pourra plus à présent regarder comme hématomes tous les cas de nodosités, même lorsque celles-ci sont rouges ou rougeâtres ; et, quand même aussi de véritables tubercules ou squirres peuvent à peine survenir dans le placenta, on n'en doit pas moins bien distinguer dans chaque cas s'il s'agit de masse coagulée ou de myxomes hyperplastiques. »

Ainsi, Virchow localise dans les villosités les altérations qui constituent morphologiquement l'aspect macroscopique de la môle ; bien plus, ce n'est que dans le tissu muqueux que se passe la transformation vers la môle et non dans la couche de revêtement épithélial. Mais cette théorie de la dégénérescence myxomateuse des villosités choriales ne satisfait pas tous les esprits, car elle est bientôt discutée. D'ailleurs Müller (2), dans sa thèse, avait déjà attribué la môle au revêtement épithélial des villosités:

## ERCOLANI

En avril 1876, Ercolani, (3) tout en se plaignant de la confusion qui domine dans les connaissances médicales relati-

---

(1) Pathologie des tumeurs, t. I, p. 414, fig. 81 (pièce n° 133 de l'année 1858).

(2) Müller. — Thèse de Würzburg, 1847.

(3) Ercolani. — *Archives de Tocologie*, 1876, t. III, p. 193. (Traduction du Dr Andreini).

vement aux altérations morbides du placenta humain, s'élève
contre l'insuffisance des recherches tentées jusqu'alors dans
cette direction.

« Les quelques observations un peu précises ayant pour
objet les altérations du placenta sont ou trop isolées, ou in-
complètes et défectueuses : telles sont, par exemple, à mon
avis, la transformation fibreuse des villosités constatée par
Robin, et le myxome cystoïde décrit par Virchow. On n'a
pas assez considéré les rapports des parties morbides avec les
parties anatomiques environnantes ; ou l'on n'a pas étudié les
différences que les altérations présentent, selon qu'elles affec-
tent le placenta fœtal ou le placenta maternel, ou les deux à la
fois ; ou enfin, on a cru, avec Virchow, que le processus pathologique affectait certains éléments anatomiques, tandis que
la partie atteinte était réellement tout autre. Par conséquent,
s'il y a quelques observations exactes, elles se trouvent con-
fondues avec d'autres plus nombreuses, qui sont obscures et
erronées. »

Pour lui, Virchow fait erreur en considérant la môle hydatiforme comme produite par une affection du tissu muqueux,
alors qu'elle résulterait effectivement d'une modification spéciale du tissu épithélial qui la recouvre.

Ercolani attribue au revêtement syncitial des villosités une
origine maternelle : « L'épithélium des villosités placentaires
s'aperçoit encore quelque temps après qu'elles ont été enve-
loppées par les cellules de la sérotine ; ensuite, au fur et à
mesure que celles-ci, de rondes qu'elles étaient, deviennent
fusiformes pour constituer l'enveloppe membraneuse ou l'organe glandulaire du placenta, l'épithélium des villosités s'efface,
et l'on ne distingue plus que l'épithélium interne de ce même
organe ».

Il reconnaît cependant que, dans certains avortements, les
villosités choriales (n'appartenant pas à ce qui serait plus tard

le placenta), au lieu de s'atrophier comme elles le font normalement, augmentent de volume et s'hypertrophient ; en même
temps que les cellules de l'épithélium extérieur se maintien-
nent et prolifèrent considérablement. D'où, pour certains
auteurs, cette confusion qui leur a fait déclarer, les uns que
les villosités placentaires étaient recouvertes d'une membrane,
les autres qu'elles étaient revêtues d'une couche épithéliale.
« Lorsque le placenta est complet, s'il reste quelques villosités
choriales, elles sont encore recouvertes d'une enveloppe épithéliale ; celles, au contraire, qui font partie du placenta per-
dent cette enveloppe, et ne sont constituées que par le tissu
fondamental qui renferme les vaisseaux du fœtus. La partie
extérieure du parenchyme de ces villosités se trouve dès lors
en contact avec l'épithélium interne de l'organe glandulaire
qui les entoure » (1).

Les altérations pathologiques du placenta se rencontrent
dans les éléments des villosités choriales et placentaires.

En désaccord avec Virchow, qui identifiait sous la même
dénomination *le myxôme des villosités choriales*, le placenta
hydatigène des anciens auteurs et l'hydropisie des villosités de
Wedl et Robin, — Ercolani reprend en les critiquant les
recherches du professeur de Berlin.

« Muller (2) avait déjà écrit que les productions morbides
commençaient par un grossissement de l'enveloppe extérieure
des villosités ou exochorion, et qu'ensuite elles donnaient lieu
à des cavités internes, qui prenaient plus tard la forme de
vésicules analogues à celles du placenta hydatigène, et recouvertes par une couche fibreuse fournie par l'endochorion ou
partie intérieure des villosités.

---

(1) *Loc. cit.*, p. 197.
(2) Muller. *Archives*, 1843.

« Virchow convint avec Muller que l'épithélium était le point de départ de la production des kystes ; mais il ajouta que, pour se changer en vésicules, il fallait que la substance fondamentale des villosités pénétrât dans le nouveau produit épithélial, que cela se faisait par bourgeons de parenchyme, et que la transformation spéciale de l'humeur contenue dans les vésicules du placenta hydatigène avait lieu dans la substance des bourgeons qui pénétrait au milieu de l'épithélium.

Repoussant ces théories de Muller et de Virchow, Ercolani ajoute : « La substance interne des villosités ne peut pénétrer par les pédicules, ainsi que Muller le fait supposer, et sortir on ne sait par où pour envelopper la partie globulaire des appendices pyriformes, et leur fournir la membrane fibreuse externe, lorsque le liquide qu'elles contiennent les change en vésicules. De même, on ne peut pas convenir avec Virchow que les bourgeons du tissu muqueux puissent pénétrer dans les néo-productions secondaires et tertiaires qui surgiront de l'épithélium des villosités. La trace d'une cavité interne, dans quelques minimes productions épithéliales, indique déjà la présence d'une humeur qui n'a rien de commun avec le tissu muqueux ou la substance fondamentale des villosités. »

« Je me contenterai, dit-il, d'avoir mis hors de doute que les néo-croissances pédiculées, diverses de forme, contenant ou non un liquide, sont une production morbide exclusivement due à l'épithélium des villosités choriales, et que le parenchyme de celles-ci n'est pour rien dans leur production. »

Reconnaissant à la couche de revêtement syncitial des villosités une origine maternelle dans les points où les villosités sont recouvertes par la sérotine, et une origine fœtale dans les points où elles ne possèdent pas ce revêtement utérin, Ercolani spécifie aussi une double origine réelle des vésicules et considère « un myxome des villosités choriales hypertrophiées et un mixome des villosités placentaires » (1). — « Dans le premier cas, j'ai dit que l'origine de la maladie réside dans une proliféation de l'épithélium qui recouvre les villosités choriales ; dans l'autre cas, la maladie commence par l'enveloppe extérieure des villosités, c'est-à-dire par l'organe glandulaire. »

Cette distinction dans l'origine des néoproductions molaires entraîne tout naturellement de la confusion dans l'esprit du lecteur. D'autant plus que les malformations observées dans le mixome des villosités choriales ont été trouvées et relevées par Ercolani lui-même dans le myxome de la sérotine. « On peut affirmer, dit-il (2), que le premier degré pathologique du placenta hydatigène que l'on remarque sur les villosités choriales peut s'observer aussi sur les villosités placentaires. »

Et voici ce qu'il avait remarqué :

La môle hydatique est caractérisée par un volume plus ou moins considérable de vésicules racémiformes pédiculées, de dimensions variables, de forme ovoïde, sphérique ou pyriforme. Ces vésicules commencent à paraître à l'endroit où le tronc de la vésicule se ramifie. Chaque vésicule a son pédicule, qui la rattache soit à la villosité, soit à une autre vésicule. Ces pédicules sont de deux sortes : ceux qui sont formés par les troncs et les branches des villosités ; et ceux qui se développent sur la surface externe des vésicules. Les premiers sont formés par la couche épithéliale externe et par le tissu fondamental des villosités ou tissu myxomateux de Virchow. Les seconds, ainsi que les vésicules qu'ils supportent, sont de production épithéliale pure.

Le liquide d'une vésicule ne communique pas avec celui de

_____

(1) *Loc. cit.* p. 263, § 2.
(2) *Loc. cit.* p. 212, § 1.

la suivante ou de la précédente par le pédicule, car celui-ci est toujours plein et sans lumière centrale.

« Les vésicules et les pédicules sont une néoproduction pathologique de l'épithélium des villosités choriales. » — « La ressemblance de la structure des couches extérieures d'une vésicule avec la structure du tissu fibreux du chorion n'est qu'apparente. A l'aide des moyens usuels d'imbibition, l'on voit plus facilement encore que la vésicule est formée de couches épithéliales, et que la prolifération a lieu sur la couche superficielle sous la forme d'appendices pyriformes » (1).

« L'altération et la dissolution des cellules dans les couches les plus profondes des vésicules expliquent ensuite non seulement l'augmentation de volume mais aussi la qualité constante de l'humeur contenue. Les cellules du pédicule, au contraire, subissent rarement une pareille transformation ; le plus souvent, elles prennent les caractères d'un tissu semblable à du tissu filbroïde, qui constitue une espèce de petit cordon central de substance homogène, transparente, au milieu de laquelle, à l'aide du carmin, l'on peut distinguer des noyaux oblongs serrés entre eux.

» La production des vésicules par l'épithélium des villosités choriales, la structure purement épithéliale de la membrane vésiculaire et la prolifération de leur surface extérieure, sans communication fréquente avec leur cavité interne, démontrent clairement, à mon avis, que la doctrine de Virchow, généralement adoptée, au sujet du placenta hydatigène, n'est point confirmée par l'observation. »

Ainsi se trouve battue en brèche la théorie de l'anatomopathologiste de Berlin. Virchow affirmait que cette maladie du placenta était une hyperplasie du tissu muqueux préexis-

___
(1) *Loc. cit.* p. 205, § 3.

tant. Mais Ercolani déclare que « cette affirmation de Vir-
» chow est erronée. Je devrais même, dit-il, abandonner l'ap-
» pellation de myxome. Cependant, contraire comme je suis
» aux néologismes, je préfère maintenir la dénomination qu'il
» a donnée au placenta hydatigène, en avouant que, si j'accepte
» le mot, je ne peux pas admettre la signification en ce qui con-
» cerne la pathogénie. »

### FRAENKEL

Cependant, Fraenkel, tout en attirant l'attention sur les
proliférations cellulaires qui se développent hors des villosités, admet le « myxome du chorion » comme exprimant la modification essentielle et particulièrement exacte. Il avait trouvé
un très grand nombre de villosités ayant subi la dégénérescence myxomateuse ; mais, il ne lui était pas passé inaperçu que
les éléments cellulaires paraissaient doués d'une vitalité remar-
quable et étaient en voie de multiplication.

### FRANQUÉ

Franqué (1) n'accepte pas le terme « myxome dans le sens
de tumeur myxomateuse », et il regarde comme primitivement
malade le tissu cellulaire des villosités. La lésion primitive
siègerait dans la couche de Langhans, qui sécrèterait anor-
malement la majeure partie de la mucine. Immédiatement à la
suite, les cellules étoilées du stroma entreraient en dégénérescence graisseuse.

Quant au syncitium, son altération est due au passage osmao-

---

(1) Franqué. (*Zeitsch. f. Geb. und Gyn.* XXXIV, 2, 1896).

tique en dehors de la villosité de la mucine sécrétée par la couche de Langhans.

Mais il ne peut déterminer le départ des altérations : l'œuf ou la mère.

## MARCHAND

Marchand (1), ayant observé des altérations utérines, place sous leur dépendance la modification hydatiforme de l'œuf. Cette altération de l'œuf porte d'abord sur les épithéliums, tant le syncitium que la couche de Langhans, et amènerait un œdème précoce du tissu connectif chorial, une hydropisie du chorion. Pour cet auteur, le syncitium (d'origine maternelle) et la couche de Langhans (couche épithéliale ectodermique du placenta) participent également au processus dégénératif de la môle et des tumeurs malignes consécutives.

Il rejette franchement le terme de myxome. On ne trouve, dit-il, jamais un tissu chorial et proliférant non recouvert par un épithélium et se comportant franchement comme un véritable tissu myxomateux. Les petites vésicules consistent, le plus souvent, en tissu muqueux ; déjà elles laissent reconnaître, assez souvent, des modifications annonçant la mort des cellules, telles que dissolution graduelle des faisceaux du stroma, formation de réseaux fibrineux.

Les éléments épithéliaux (syncitium et couche de Langhans) se distinguent de bonne heure par une aptitude anormale de prolifération, aptitude qui leur donne une signification de tumeur maligne.

---

(1) Marchand. — Des soi-disant tumeurs déciduales consécutives à l'accouchement, à l'avortement, à la môle vésiculaire. *Monastsch, f. Geb. und Gyn.*, 1893).

Marchand est le premier qui fasse de la môle une tumeur
épitbéliale.

B. Segall (1) se rattache à cette opinion, car il croit que la
môle hydatiforme n'est pas un myxome des villosités choriales,
mais un état pathologique des villosités caractérisé par un gon-
flement hydropique du stroma et une prolifération des éléments
du revêtement des villosités.

## OUVRY

Dans sa thèse inaugurale, M. Paul Ouvry (2) a fait une
étude approfondie de la môle hydatiforme. En voici les princi-
pales idées en abrégé.

Sous un faible grossissement, les grandes vésicules parais-
sent plissées « par suite de la préparation, leur centre est oc-
cupé par une matière amorphe. Entre celle-ci et la couche
limitante, existe une bande de tissu conjonctif d'autant moins
épaisse que la vésicule est plus grande. Les petites vésicules
ne sont point déformées, sont arrondies, tapissées également
par des cellules ; elles contiennent peu ou pas de coagulum
central, et, dans ce dernier cas, sont remplies entièrement par
du tissu conjonctif. Entre les vésicules, on observe des amas
cellulaires. »

Le stroma des grandes vésicules présente des grandes cellules étoilées dont les prolongements se répandent dans tous les
sens ; leur noyau aplati ou ovalaire se colore plus ou moins
bien ; elles apparaissent au travers de fibrilles très fines. Sous la
couche limitante, elles sont plus régulières et parallèles à la
surface. Dans des vésicules plus petites se montrent, à côté des
cellules étoilées, des cellules plus volumineuses à protoplasma

---

(1) B. Segall. *Rev. de Gynécologie*, t. I, p. 617, 1897.
(2) Ouvry. — Thèse de Paris, fév. 1897, n° 194.

clair, arrondies et possédant un noyau plus gros et arrondi
également : ces cellules se rapprochent de celles de la couche
de Langhans. Dans les petites vésicules, on n'observe que du
stroma fibrillaire. La substance homogène qui occupe le centre des grosses vésicules n'est que la coagulation du liquide
vésiculaire (de la mucine). Aucune vésicule, ni grande, ni
petite ne présente trace de vaisseaux sanguins.

La couche de Langhans présente d'importantes modifications. Les cellules en sont rondes, volumineuses, à protoplasma clair, à noyau central, remplissant parfois presque la
cellule. Les limites de la cellule sont très nettes, on ne peut
cependant dire qu'il y ait une membrane d'enveloppe. Dans
quelques petites vésicules, le revêtement peut être uniquement
composé par plusieurs assises de ces cellules. Dans les grandes
vésicules, il n'y a qu'une rangée de ces cellules, comprise
entre le stroma plus central et le syncitium à la périphérie.
Elles peuvent se grouper aux pôles de la vésicule, crever la
couche de syncitium et s'étaler en nappe au dehors de la vésicule.

« Le syncitium forme une bordure presque toujours complète aux vésicules, recouvrant directement le stroma ou en
étant séparé par la couche celluleuse. » — « Toutefois cette
enveloppe peut être perforée en un point et permettre aux
masses cellulaires de s'échapper au dehors. » Les noyaux sont
rangés bout à bout, ou disposés en plusieurs assises. Le protoplasma est répandu en une couche continue finement granu-
leuse. Sur la périphérie d'une même vésicule, il peut se pré-
senter des renflements protoplasmiques et les noyaux du syncitium se groupent au centre ou se répandent à la périphérie de
ce petit renflement protoplasmique. Ces renflements peuvent
s'accentuer et prendre la forme de petites masses protoplasmiques plus ou moins riches en noyaux. Ces petites masses
peuvent rompre leurs pédicules, et, devenues libres, elles con-

tinuent à croître. Elles peuvent alors rappeler de grandes cellules géantes, à nombreux noyaux, ou des traînées contournées
en guirlandes (Fraenkel). — « Des vacuoles apparaissent à
leur intérieur et les noyaux se déforment et deviennent pâles.
Si les vacuoles sont confluentes, elles transforment la masse
syncitiale en tissu réticulé, lui donnant l'aspect d'un gâteau de
miel, selon la comparaison de Marchand. »

« Somme toute, les couches de revêtement des villosités
dans la môle hydatiforme sont le siège d'un processus de prolifération et de dégénérescence. »

Ces éléments épithéliaux proliférés peuvent se comporter
comme des tumeurs malignes. — « Ils ne se bornent pas à
végéter sur place dans la cavité utérine. » — On les voit « per-
forer la caduque et pénétrer dans le muscle utérin dans certains cas. Séjournant dans celui-ci après l'expulsion de la môle,
ils peuvent continuer à s'accroître et produire des tumeurs
éminemment malignes par généralisation rapide, tumeurs que
l'on a désignées d'abord sous le nom de déciduome malin, puis
sous ceux de sarcome chorio-placentaire et d'épithélioma ecto-
placentaire. »

Ouvry se refuse à accepter que la môle, ainsi que le dit
Virchow, est due à une irritation partant de la paroi utérine.
« Si l'on invoque un principe irritatif, ne pourrait-on pas ren-
verser la proposition et dire que le développement de la môle
est la cause et non l'effet de l'hypertrophie de la caduque ? »

Il admet une altération primitive de l'œuf, Et c'est à la tératologie qu'il demande l'explication de ce phénomène.

Les travaux de Dareste (1) ont servi de point de départ à
sa théorie. — « Suivant que l'influence morbide frappe telle

(1) Dareste. — Recherches sur la production artif. des monstruosités, 2 édit. 1891.

ou telle cellule du germe et suivant l'heure où commence cette
influence, on assiste à des arrêts de développement ou à des
monstruosités de toutes sortes. L'embryon peut ne pas se développer et cependant le développement en surface du blasto-
derme peut se faire. — Ces effets tératologiques ont été obser-
vés chez les mammifères (Reïchert, Kölliker, Dareste).»
— Mais que l'embryon existe, si les villosités ont acquis cette
propriété d'accroissement excessif qui les transforme en vésicules kystiques, celui-ci périra bientôt et sa mort aux tous
premiers stades sera suivie de sa résorption. Ainsi peuvent
s'expliquer les môles en masse dans lesquelles on n'a pu ren-
contrer aucune trace d'embryon, peut-être n'a-t-il jamais
existé, peut-être s'est-il résorbé de très bonne heure. »

Comme cause tératogène, il invoque une influence mécanique
(traumatisme) (1), microbienne ou toxique, venant agir sur un
œuf pendant le premier mois de la gestation, car, « passé ce
terme, ces agents n'ont plus qu'une action morbigène, qui se
traduit purement et simplement par la mort du jeune orga-
nisme. » — Il insiste surtout sur la maladie kystique des ovaires, notée fréquemment (2). Mais il convient que cette cause
de la maladie de l'œuf reste inconnue.

------

(1) Marula (de Roanne), Soc. d'obst. et de gyn., 10 janv. 1895.
« Jeune femme, primipare, dernières règles le 12 octobre 1894. Le
14, un enfant lui donne un coup dans le ventre, le soir apparaît un
léger écoulement vaginal composé de glaires. Puis, tous les jours,
petites pertes de sang entre minuit et 2 heures du matin. Le 27
décembre, utérus volumineux à 4 travers de doigt au-dessus du
pubis. Expulsion provoquée, môle du volume du poing avec cordon
ombilical au centre.

(2) Menu, Thèse de Paris 1899.— Huit fois sur 15 cas, où l'examen
a pu être fait.

## DURANTE

Durante (1), dans un travail qui fit l'objet d'une communication au Congrès international de médecine de Moscou, en août 1897, et qui fut publié en France, en 1898, expose, sur la question de la môle, une théorie bien différente.

En effet, il lui semble que « la môle hydatiforme est due à une hyperplasie et à une hyperactivité fonctionnelle du revêtement épithélial des villosités qui conserve encore, cependant, ses rapports physiologiques avec le mésoderme sous-jacent, ce qui le distingue de l'épithélioma ecto-placentaire ».

Il a été conduit à une semblable conclusion par l'étude histologique de deux cas de môle présentant des caractères très nettement différents.

La première des deux pièces présentait ceci de caractéristique que « nulle part la couche de Langhans ne paraissait représentée », en même temps que le revêtement syncitial existait toujours, mais de plus en plus grêle, suivant que l'on examinait une vésicule centrale ou bien une vésicule plus périphérique. — « Le parenchyme de ces vésicules, au lieu de tissu myxomateux, présentait de nombreux faisceaux formés de fibres disposées concentriquement, encore transparentes, mais montrant déjà une grande tendance à la transformation scléreuse ». — Il n'a pas rencontré non plus de vaisseaux dans les vésicules.

Mais la seconde pièce était toute différente. Il s'agissait d'une môle jeune, ainsi que l'autorisaient à croire le développement relativement petit des vésicules et la persistance des

---

(1) Durante, Variétés histologiques et nature de la môle hydatiforme (*Archives de médecine expérimentale*, 1898, p. 571).

vaisseaux dans les villosités les moins malades, tandis qu'ils avaient disparu dans les vésicules développées. Il y retrouva aussi, mais à un « degré tout particulièrement curieux », l'exubérance du revêtement superficiel émettant les bourgeons de taille gigantesque, presque aussi grands que des villosités tout entières. Cette végétation syncitiale se retrouvait jusque dans les sinus et les vaisseaux de la caduque. Cette extension vasculaire est un indice de tendances métastatiques manifestes, et si ces masses plasmodiales avaient dépassé la caduque pour envahir les vaisseaux persistants de l'utérus, il est probable que la malade aurait succombé dans un temps rapproché à la généralisation d'une tumeur qui aurait présenté tous les caractères de l'épithélioma ecto-placentaire.

« Ce qui distingue cette tumeur des autres môles, c'est l'absence totale de grosses cellules vésiculeuses dérivées de la couche de Langhans. Nulle part cette couche ne paraît exister, ni à la surface du chorion villeux, ni dans l'épaisseur du syncitium, qui ne présente qu'une infiltration muqueuse classique, mais relativement légère, vu la date récente à laquelle semble remonter cette altération ».

Durante refuse de reconnaître dans la môle un myxome du placenta. « Si l'on songe, dit-il, que le mésoderme placentaire affecte normalement l'aspect muqueux, et qu'il est, dans les villosités saines, constitué par des cellules étoilées disséminées dans un tissu conjonctif imbibé de mucine, il nous semble difficile de considérer une simple augmentation de cette mucine distendant les mailles du tissu conjonctif comme un caractère suffisant pour faire rentrer la môle dans la classe des sarcomes myxomateux. Est-il besoin d'ajouter que les myxomes donnent des greffes myxomateuses, récidivant sous la même forme ; la môle, au contraire, peut, il est vrai, s'accroître en tant que vésicules complètes, peut être le point de départ d'une tumeur extrêmement maligne (l'épithélioma ecto-

placentaire dérivé du syncitium), mais n'a jamais donné lieu à
un myxome pur, ni à distance. ni même dans le voisinage. Il
importe donc de séparer absolument ces deux néoplasmes qui,
du reste, n'ont que des analogies lointaines, puisque l'un est
de nature conjonctive, tandis que l'autre est surtout, comme
nous le verrons, une tumeur épithéliale ».

« La môle, enfin, n'est pas même une dégénérescence muqueuse, car tous ses éléments ont une extrême vitalité. Si, dans
cette tumeur, par suite de nutrition défectueuse, il se produit
des phénomènes de régression, c'est une sclérose que l'on
observe ou une dégénérescence graisseuse. L'aspect si caractéristique de la môle est dû à un simple œdème muqueux qui,
lui-même, est secondaire, accessoire, et dont il faut chercher
la cause dans une altération du revêtement épithélial des villosités.

En plusieurs points, les idées de D u r a n t e sont opposées à
celle de F r a n q u é (1), qui attribue le développement de la môle
à une activité anormale des cellules de L a n g h a n s. « Le syncitium, dit D u r a n t e, peut, parfois, entrer seul en jeu, et notre
observation en est un exemple. La prolifération des éléments
de la couche de L a n g h a n s, quoique fréquente, n'est pas constante, n'est pas un phénomène nécessaire au développement
de la tumeur, mais une modification accessoire et secondaire ».

« Quant à la sécrétion exagérée de mucine, elle ne saurait
être attribuée, comme le prétend F r a n q u é, à l'exubérance de
de la couche de L a n g h a n s, qui fait ici défaut. Le syncitium,
au contraire, en paraît la cause évidente et unique, car l'augmentation de mucine est à peine appréciable dans le mésoderme villeux, alors que les vacuoles syncitiales, déjà nombreu-

(1) F r a n q u é. — Ueber eine bœsartige Geschwulst des Chorion
nebst Bemerkungen zur Anatomic der Blasenmole (*Zeitsch. f. Geb.
und Gyn.*, XXXIV, 2, 1896).

ses, se montrent dans les bourgeons les plus volumineux et les plus éloignés du centre des villosités malades.

Durante, résumant les phénomènes fondamentaux de la môle hydatiforme, admet : « en première ligne, l'exubérance du revêtement épithélial, du syncitium qui, poussant des bourgeonnements énormes, reproduit en les exagérant les premières phases de son développement physiologique et secrète une quantité anormale de mucine ; en seconde ligne, l'imbibition muqueuse puis l'hyperplasie légère du mésoderme villeux ; souvent enfin, mais accessoirement, la prolifération de la couche cellulaire de Langhans ».

Il est amené ainsi à considérer comme un *adénome* la môle hydatiforme, regardée depuis Virchow comme un myxome.

« En effet, la môle est une tumeur bénigne (anatomiquement du moins) et végétant sur place (les môles à végétation excentrique sont, au moins, excessivement rares) ; comme eux, elle est due à une exubérance de sa portion épithéliale avec conservation de l'architecture de l'organe.

» Même similitude, aussi, dans le sort ultérieur de ces tumeurs :

» Comme les adénomes, la môle peut s'accroître longtemps sans perdre ses caractères de bénignité.

» Comme dans les adénomes, le tissu conjonctif peut prendre le dessus et étouffer l'élément épithélial. Notre première observation est précisément un fait de dégénérescence fibreuse d'une môle où le tissu myxomateux s'est transformé en tissu conjonctif adulte moins translucide, et où le syncitium se trouve réduit à sa plus simple expression avant de disparaître complètement.

» Dans les adénomes, enfin, lorsque la portion épithéliale prend le dessus, végète pour son propre compte et abandonne son tissu conjonctif de soutien, le cancer, la tumeur maligne, apparaît. Il en est de même dans la môle dont le syncitium, laissant en arrière le stroma villeux, proliférant seul ou presque

seul, envahit les vaisseaux maternels voisins, donne lieu à des
métastases précoces ou généralisées et se transforme en cette
tumeur éminemment maligne pour laquelle nous avons proposé
le terme d'épithélioma ecto-placentaire.

Durante, n'est pas aussi explicite, et pour une bonne raison,
sur la cause provoquant le développement de cet adénome,
car pour lui, elle demeure « encore parfaitement inconnue. »
Il cherche cependant à se l'expliquer en mettant « cette hyperplasie, cette hyperactivité du syncitium, sous la dépendance
d'une nutrition exagérée de ce revêtement. La mort des fœtus,
sans altération des rapports physiologiques du syncitium avec
les lacs sanguins, permettant à cet élément de continuer à
absorber tous les sucs maternels sans avoir plus à en transmettre au fœtus, présenterait à l'esprit une solution assez
satisfaisante. Il faudrait, en outre, que cette mort se produisît
sans coagulations sanguines dans les lacs sanguins et sans
toxines pouvant altérer la vitalité du syncitium. La rareté de
ces conditions expliquerait, peut-être, la rareté relative de
cette tumeur. La môle ne serait pas, alors, la cause de la mort
du fœtus ; ce serait, au contraire, cette mort (ou, dans les cas
exceptionnels où le fœtus vit, l'isolement fonctionnel d'un
cotylédon placentaire) qui occasionnerait le développement de
la tumeur. »

## NEUMANN

A peu près à l'époque où Durante faisait paraître sa communication sur les *Variétés histologiques et la nature de la
môle hydatiforme*, au Congrès de Moscou (août 1897),—Neumann (1) publiait, dans la *Revue d'Obstétrique et de Gynécologie*

Neumann. — In *Monattsch, f. Geb. und Gyn.*, juillet 1897, Bd. VI,
H. 1, p. 17.

de Vienne, une *Contribution à l'étude de la môle et du déciduome malin*. Cet auteur s'élevait contre la théorie qui voudrait considérer la môle comme une dégénérescence et qui, s'appuyant sur l'hyperplasie du syncitium et du tissu myxomateux, conclut en considérant cette tumeur comme un *adénome placentaire*.

Neumann donne une observation de môle ayant été accompagnée d'une infiltration du muscle utérin par les proliférations du revêtement syncitial et du développement dans ce muscle des lésions caractéristiques du déciduome malin, il y avait, en outre, une métastase molaire développée dans la paroi vaginale antérieure. Neumann fait suivre son observation de la description de cinq cas de môle qu'il a pu examiner au microscope.

Il y avait hyperplasie du stroma et accumulation du liquide dans les mailles du réseau conjonctif. Le mot myxome, au sens propre du mot, ne lui semble pas devoir être accepté, la lésion intéressante siégeant surtout dans l'épithélium du revêtement des villosités. Il y a prolifération du syncitium et de la couche des Langhans. Mais la couche de Langhans peut manquer. Le syncitium forme des amas cellulaires en massue, ainsi que des masses protoplasmiques multinuclées qui peuvent envahir le stroma de la villosité.

Pas de vaisseaux, en général, dans les villosités dégénérées de la môle.

Et il conclut en disant que la môle n'est pas toujours aussi bénigne qu'on l'avait cru jusqu'alors, qu'un néoplasme malin peut lui succéder et se développer même pendant le séjour de la môle dans l'utérus. L'examen histologique de la môle en montrant la nature de son évolution tracera la conduite à tenir dans le traitement où l'hystérectomie sera la ressource prédominante et souvent seule rationnelle, étant donnés les dangers d'infection néoplasique à redouter.

## MENU

Passant en revue les différentes théories invoquées pour l'explication de la pathogénie de la môle hydatiforme, Menu, s'appuyant sur une statistique portant sur 106 cas, se croit autorisé à rejeter l'influence prédisposante de l'*âge avancé* des femmes (Hirtzmann). Il attache *peu d'importance* à la prédisposition déterminée par les nombreuses grossesses antérieures, car la môle est surtout fréquente chez les 2-3-4-5 pares ; *mais elle est loin d'être rare chez les primipares.*

L'*endométrite*, mise en cause par Virchow et que nous avions cru devoir incriminer dans notre cas, est rarement relevée dans les observations, et, dans bien des grossesses molaires, l'observation insiste sur l'absence complète d'antécédents génitaux. Du reste, la présence d'un fœtus normal avec ses annexes saines à côté d'une môle, dans le même utérus, va à l'encontre de cette théorie.

L'*albuminurie*, observée fréquemment dans les grossesses molaires, avait été regardée comme la cause déterminante. Ouvry l'avait attribuée à des phénomènes de compression : pour lui, elle était donc plutôt l'effet que la cause de la môle. Domont, reproduisant la pensée de M. le professeur Pinard, lui donne sa véritable interprétation : l'albuminurie n'est qu'un des symptômes de cette *auto-intoxication gravidique* que l'on retrouve expliquant aussi la gravité de la symptomatologie de la môle vésiculaire.

L'*hérédité*, signalée par Mme Boivin, n'a été retrouvée qu'une fois par Ancelet (2 sœurs).

Les *récidives* ont été, à vrai dire, plus souvent relevées. Mais, à côté de ces cas, bien des femmes ont présenté des grossesses absolument normales consécutives à une ou plusieurs grossesses molaires.

L'*état dyscrasique maternel* souvent invoqué, sauf dans les observations, lui paraît mériter peu d'arrêter l'attention.

D'autres auteurs avaient cherché du côté de l'œuf des explications diverses que Menu mentionne successivement.

Hecker avait invoqué l'*absence primitive de l'allantoïde* ; opinion insoutenable, puisque la môle se développe au dépens de l'allantoïde.

La mort de l'embryon (Ruysch, Scanzoni. Grealy Hewitt) avait été incriminée, par ces auteurs, de la dégénérescence molaire. Mais que dire alors du placenta vésiculeux accompagné d'un fœtus vivant ? et pourquoi n'observe-t-on pas plus souvent la môle dans les cas où le fœtus mort est retenu dans la cavité utérine ?

Menu rappelle la théorie d'Ouvry, basée sur la tératologie et mentionnée par nous, quelques pages plus haut.

## KEIFFER

Keiffer (1) indique une nouvelle origine de la môle hydatiforme. Dans certains cas, elle serait due à l'influence de certains médicaments absorbés pendant la grossesse, surtout dans un but abortif. Cette pathogénie est basée sur plusieurs observations dont la suivante.

Au mois de juin 1897, il fut consulté par une jeune femme primipare à laquelle son médecin avait fait prendre des emménagogues pour un retard de ses règles. Elle avait pris, en particulier, du salicylate de soude. Des hémorrhagies survinrent pour lesquelles Keiffer fut consulté. Il reconnut l'existence d'une grossesse. Malgré un traitement approprié, l'avor-

---

(1) Keiffer. — Soc. belge de Gyn. et d'Obst. Séance du 4 décembre 1897.

tement se fit au sixième mois ; expulsion d'une môle. L'auteur
en donne la description. Il constate qu'à l'examen microsco-
pique on ne pouvait retrouver la texture placentaire. Les vaisseaux étaient en certains points envahis par les cellules proli-
férantes de l'endothélium vasculaire; leur lumière était fréquemment complètement oblitérée.

Keiffer voit une corrélation entre les médicaments absorbés,
au moment de la cessation des règles, et l'altération placentaire. Il a étudié trois môles et, dans les trois cas, la malade
avait absorbé des emménaguogues pour rappeler la menstrua-
tion dès qu'elle avait cessé : élixir de garus, piscidia, vibur-
num, safran, salicylate de soude, autant de médicaments qui
agissent sur la circulation utérine. Ils seraient, pour l'auteur,
la cause de cette artérite proliférante qu'il a observée dans les
vaisseaux du placenta.

# CHAPITRE IV

Si, dans l'intention de retirer quelque enseignement de cette étude sur la pathogénie de la môle, nous voulons rapprocher et grouper les avis émis par les différents auteurs, nous voyons qu'ils peuvent se répartir en deux groupes distincts cherchant à expliquer la cause de la production molaire. Les uns la placent du côté de la mère, les autres, du côté du fœtus.

Ne voulant pas rééditer le chapitre V de la thèse de Menu, nous nous bornerons à rappeler les auteurs cités dans notre travail.

Virchow considère l'affection de nature irritative et en place le point de départ dans une irritation transmise de l'une des faces de l'utérus ou directement du sang de la mère. L'endométrite préexistante lui paraît la meilleure cause. De fait, on l'observe quelquefois ; mais non toujours. Bien des observations aussi demeurent muettes sur ce point, et dans beaucoup d'autres, au contraire, il est noté un utérus parfaitement indemne.

Ercolani attribue à la sérotine une large part dans la formation de la môle, mais il reste muet quant à la cause provoquant cette hyperactivité cellulaire.

Fraenkel, Franqué, Marchand, adoptent les idées de Virchow.

L'albumine, fréquemment observée dans la grossesse molaire, a trouvé des auteurs pour lui imputer cette dégénérescence. Sans vouloir partager leur opinion, nous citerons, en passant, le cas intéressant observé par notre professeur M. Vallois (1). Nous savons, par Domont et Menu, quelle est l'interprétation admise par M. le professeur Pinard.

Le second groupe, celui qui localise dans l'œuf la cause morbide, comprend les auteurs qui adoptent le revêtement syncitial des villosités comme étant d'origne fœtale.

A celui-là appartiennent : Ouvry, Durante, Neumann et Keiffer,

Il ne ressort pas moins de ces recherches que la lumière n'est point faite absolument sur ce point. La diversité des causes invoquées le prouve d'ailleurs.

Pour Ouvry, interviennent, agissant sur l'œuf dans le premier mois de la grossesse, soit une cause toxique (il en est de même pour Keiffer) — soit un traumatisme, une dyscrasie, une maladie infectieuse de la mère ; soit aussi la maladie kystique des ovaires, fréquemment observée aux autopsies des femmes mortes de môle.

Durante invoque la mort du fœtus sans altération des rapports physiologiques du syncitiun avec les lacs sanguins, ce qui permettrait à cet élément de continuer à absorber les sucs maternels sans avoir à les transmettre au fœtus : il y aurait, par conséquent, nutrition exagérée de ce revêtement. La dégénérescence molaire partielle du placenta s'expliquerait par

_____

(1) Une de ses clientes, multipare, albuminurique et présentant un œdème généralisé, accoucha à terme d'un enfant vivant et bien portant. La délivrance se fit facilement, mais la sortie du placenta, qui était normal, fut suivie de l'expulsion d'un second placenta, hydatiforme. La masse molaire présentait l'aspect caractéristique et avait le volume d'un placenta à terme. (Elle fut présentée à la Société de Médecine de Nancy). La femme succomba, presque subitement, le quinzième jour après l'accouchement (probablement par embolie cérébrale).

l'isolement fonctionnel d'un cotylédon placentaire, point de départ de la môle.

---

Quant à nous, s'il nous est permis d'avancer l'opinion que nous nous sommes faite, nous dirons : la môle a sa cause chez la mère.

Nous appuyons notre hypothèse sur cette constatation — déjà faite avant nous — qu'à une grossesse molaire succède souvent, en cas de survie, d'autres grossesses molaires. Notre observ. I est instructive sur ce point; car nous y relevons, chez une multipare, deux grossesses molaires successives. A vrai dire, on ne peut affirmer que la suivante (celle actuelle) offrira un semblable dénoûment, *adhuc sub judice lis est*. Elle revêt même des apparences normales. On nous objectera aussi qu'à des grossesses molaires peuvent succéder des grossesses normales. Depaul (1) observa une grossesse normale consécutive à trois grossesses vésiculaires. Martin (2) a cité une femme accouchant d'un enfant bien portant, après avoir eu d'abord six cas heureux, puis une grossesse hydatique terminée au troisième mois. Mais ces cas ne sont pas fréquents. Peut-être notre observation I viendra-t-elle en grossir le nombre.

Cependant, nous n'en persistons pas moins dans notre idée, car, en localisant chez la mère la cause de la production molaire, nous n'adoptons plus uniquement, comme Virchow, l'endométrite préexistante. Nous pensons qu'il serait mieux de songer à l'ovaire.

---

(1) Thèse d'Hirtzmann. Paris 1874.
(2) *Ibidem.*

*L'ovaire malade produisant un ovule en puissance de malfor-mation :* telle est notre proposition.

De quelle maladie serait atteint l'ovaire ? On pourrait penser à une infection utérine gagnant l'ovaire par la trompe, d'où une salpingo-ovarite à évolution bénigne, la salpingo-ovarite à grand fracas entraînant la stérilité ; à une maladie kystique des ovaires, signalée fréquemment par Ouvry.

Si la lésion porte sur un seul ovaire, celui-là seul produirait l'ovule tératogène, et, s'il est fécondé, l'œuf hydatique. Si l'ovule fécondé est produit par l'ovaire sain, l'œuf donne une grossesse normale. De là s'expliquent facilement les grossesses gémellaires présentant un œuf sain mené à terme, et accompagné d'un placenta molaire, ainsi que la grossesse normale succédant à une môle hydatiforme.

Nous n'avons pas la prétention d'ériger notre hypothèse en théorie absolue. Et nous admettons que des causes différentes portant sur l'œuf peuvent, elles aussi, provoquer cette action tératogène relevée par Dareste (1). Cependant, lorsque ces dernières ne sont pas observées, peut-être y a-t-il lieu de songer à l'ovaire malade ?

---

(1) Dareste. Recherches sur la production artificielle des monstruosités. 1877, p. 178, § 6.

# INDEX BIBLIOGRAPHIQUE

Bock. — (Bruxelles), Môle hydatiforme chez une enfant de 12 ans et demi (Bull. de la soc. belge de Gyn. et d'Obst. 1899-1900. p. 113)

Dareste. — Recherches sur la production artificielle des montruosités. 1877.

Domond. — Recherches sur les grossesses molaires se compliquant de vomissements ou d'albuminurie. — Thèse de Paris, juillet 1898.

Durante. — Variétés histologiques et nature de la môle hydatiforme (Archives de médecine expérimentale. — 1° série-10-1898).

Ercolani. — Pathologie du placenta (Archives de Tocologie: avril 1876, t. III).

Frœnkel. — Recherches sur l'épithélium de l'utérus et sur celui du chorion. — (Arch. f. Gyn. 1898, Bd. LV, Heft. 2, p. 269).

Hirtzmann. — Thèse de Paris, 1874.

Menu. — Thèse de Paris. — La môle vésiculaire. Tumeur maligne. 1899.

Neumann. — Contribution à l'étude de la môle hydatiforme et du déciduome malin. — ( Monattsch. f. Geb. und Gyn., juillet 1897, Bd. VI, Heft. 1, p. 17).

Ouvry. — Etude de la môle hydatiforme, — Thèse de Paris, 1897.

Ribemont-Dessaigne et Lepage.. — Précis d'Obstétrique, 1899, p. 729.

Schwab. — De la môle hydatiforme (L'Obstétrique, 1898, t. III, p. 406).

Tarnier et Budin. — Traité d'Accouchement, t. II, p. 299.

Testut. — Traité d'Anatomie humaine, t. 3,

Virchow. — Pathologie des Tumeurs (Traduct. de P. Aronssohn) 1867, t. 1, p. 395.

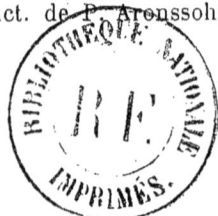

15

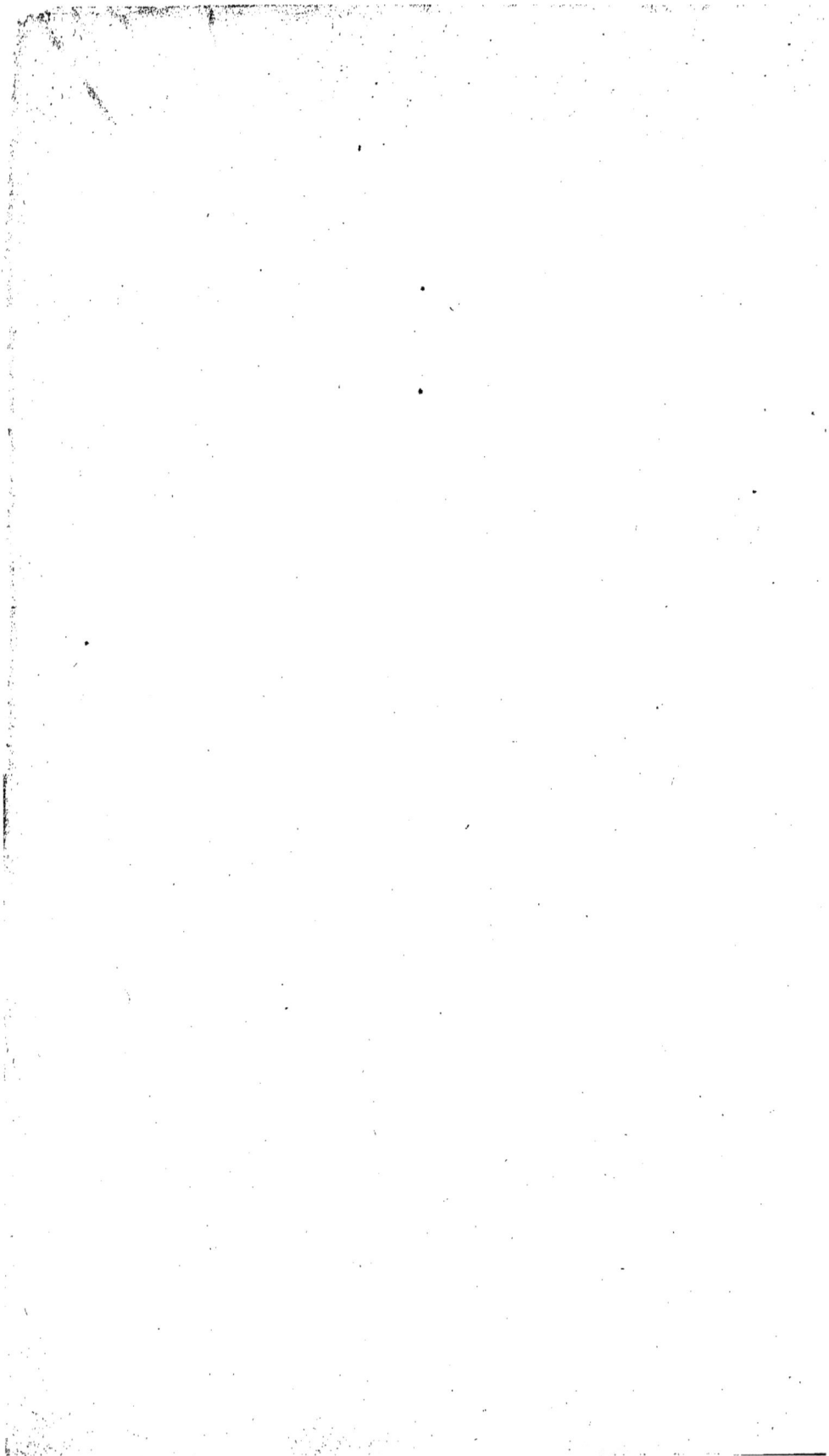

www.ingramcontent.com/pod-product-compliance
Lightning Source LLC
Chambersburg PA
CBHW050549210326
41520CB00012B/2786